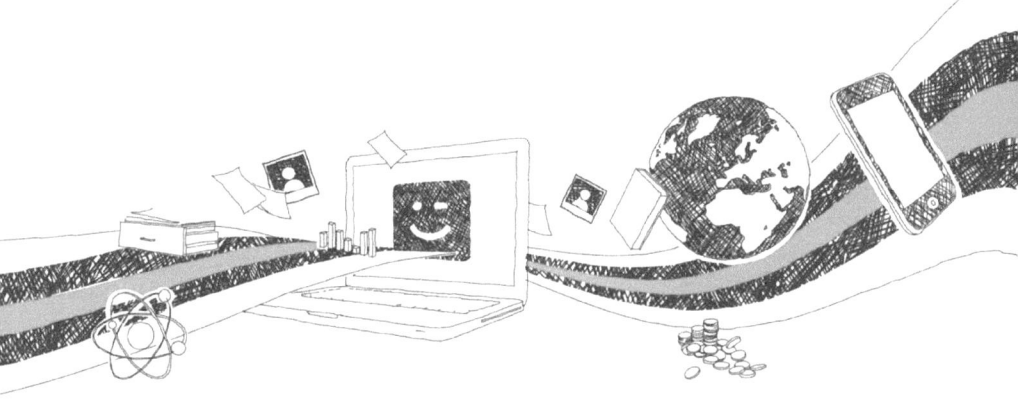
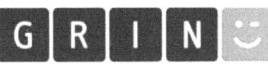

Anni Ge

Die Deutsche Rentenversicherung im Vergleich mit dem Rentenversicherungsmodell Griechenlands

Wirtschaftlichkeit und Sparsamkeit

GRIN Verlag

Bibliografische Information der Deutschen Nationalbibliothek:

Die Deutsche Bibliothek verzeichnet diese Publikation in der Deutschen National-
bibliografie; detaillierte bibliografische Daten sind im Internet über http://dnb.d-
nb.de/ abrufbar.

Impressum:

Copyright © 2012 GRIN Verlag GmbH
Druck und Bindung: Books on Demand GmbH, Norderstedt Germany
ISBN: 978-3-656-60491-4

Dieses Buch bei GRIN:

http://www.grin.com/de/e-book/269379/die-deutsche-rentenversicherung-im-ver-
gleich-mit-dem-rentenversicherungsmodell

GRIN - Your knowledge has value

Der GRIN Verlag publiziert seit 1998 wissenschaftliche Arbeiten von Studenten, Hochschullehrern und anderen Akademikern als eBook und gedrucktes Buch. Die Verlagswebsite www.grin.com ist die ideale Plattform zur Veröffentlichung von Hausarbeiten, Abschlussarbeiten, wissenschaftlichen Aufsätzen, Dissertationen und Fachbüchern.

Besuchen Sie uns im Internet:

http://www.grin.com/

http://www.facebook.com/grincom

http://www.twitter.com/grin_com

Hochschule Bonn-Rhein-Sieg

University of Applied Sciences

Fachbereich Sozialversicherung

Modulabschluss-Hausarbeit

„System der soz. Sicherheit (nat./int.)"

Ausgestaltung der Leistungsseite eines ausgewählten Zweiges der Sozialversicherung

Analyse der Ausgestaltung der Deutschen Rentenversicherung und
vergleichende Betrachtung mit der Ausgestaltung des Rentenversicherungsmodells im Euro-
Krisenland Griechenland im Hinblick auf dessen Wirtschaftlichkeit und Sparsamkeit

Inhaltsverzeichnis   Seite

Literaturverzeichnis

Aswestopoulos, W./Moritz, H.-J.: Online im Internet:
http://www.focus.de/politik/deutschland/politik-griechenland-ist-kaum-noch-zu-helfen_aid_702697.html [30.06.2012]

Bäcker, G./Kistler, E./Stapf-Finé: Rente mit 67? Argumente und Gegenargumente, WISO Diskurs, Mai 2011

Brussig, D. M.: Rente mit 67: Nicht für alle zu erreichen, Duisburg/Essen, 2011

Bundesministerium für Arbeit und Soziales (Hrsg.): Bericht der Bundesregierung, Berlin, 2011

Bundesministerium für Arbeit und Soziales (Hrsg.): Sozialbericht 2009, Online im Internet:
http://www.bundesregierung.de/Content/DE/StatischeSeiten/Breg/Reform projekte/gesundheit-und-rente-2006-08-16-rente-2.html [30.06.2012]

Der Spiegel (Hrsg.): Online im Internet:
http://www.spiegel.de/wirtschaft/soziales/sozialbetrug-griechenland-stoppt-zahlungen-an-63-500-phantom-rentner-a-812958.html [30.06.2012]

Deutsche Rentenversicherung (Hrsg.): Online im Internet:
http://www.deutsche-rentenversicherung.de/SharedDocs/de/Navigation/Deutsche_RV/Versicherungstraeger_node.html [30.06.2012]

Deutsche Rentenversicherung Bund (Hrsg.): Die Renteninformation - mehr wissen. Berlin, 2011

Deutsche Rentenversicherung Bund (Hrsg.): Erwerbsminderungsrente: Das Netz für alle Fälle. Berlin, 2012

Deutsche Rentenversicherung Bund (Hrsg.): Hinterbliebenrente: Hilfe in schweren Zeiten. Berlin, 2011

Deutsche Rentenversicherung Bund (Hrsg.): Online im Internet:
http://www.deutsche-rentenversicherung.de/sid_CAC860887257B97C0D1233E3C92A53EB.cae04/SharedDocs/de/Navigation/Rente/Leistungen/Antragstellung_node.html [30.06.2012]

Deutsche Rentenversicherung Bund (Hrsg.): Reha und Rente für schwerbehinderte Menschen. Berlin, 2011

Deutsche Rentenversicherung Bund (Hrsg.): Rente mit 67: Wie Sie Ihre Zukunft planen können. Berlin, 2012

Deutsche Rentenversicherung Bund (Hrsg.): Selbstständig - wie die Rentenversicherung Sie schützt. Berlin, 2011

Deutsches Institut für Altervorsorge (Hrsg.): Mehr Rentner und immer längere Rentenbezugszeiten, 2001

Europäische Komission (Hrsg.): Ihre Rechte der sozialen Sicherheit in Griechenland, Brüssel, 2011

Focus (Hrsg.): Online im Internet: http://www.focus.de/finanzen/news/staatsverschuldung/tid-18110/staatsverschuldung-privilegierte-griechische-rentner_aid_504541.html [30.06.2012]

Hermann, R.: Online im Internet: http://www.faz.net/aktuell/wirtschaft/griechenland-acht-milliarden-euro-fuer-tote-rentner-11513042.html [30.06.2012]

IKA (Hrsg.): Online im Internet: http://www.ika.gr/de/home.cfm [30.06.2012]

Luchterhand: Das Recht der Sozialversicherung, ReSo 9/10, 1957

Minas, R.: Sozialpolitik im europäischen Vergleich, Berlin, 2010

o.V.: Ihr Rentenplan, Online im Internet: http://ihr-rentenplan.de/html/geschichte_rente_2.html [30.06.2012]

Retallack, James: Die kaiserliche Botschaft Kaiser Wilhelms I. zur Sozialpolitik, Berlin, 2012

Statistisches Bundesamt (Hrsg.): Bevölkerung Deutschland bis 2060. Wiesbaden, 2009

Statistisches Bundesamt (Hrsg.): Herausforderungen des demografischen Wandels, Wiesbaden, 2011

Tiemann, H.: Rente mit 67 - Folgen für den Arbeitsmarkt?, ifo Schnelldienst, 2007

Abkürzungsverzeichnis

(D)GUV	(Deutsche) Gesetzliche Unfallversicherung
AdL	Alterssicherung der Landwirte
BMAS	Bundesministerium für Arbeit und Soziales
DRV	Deutsche Rentenversicherung
GRV	Gesetzliche Rentenversicherung
IKA	Idrima Kinonikon Asfaliseon
	(Sozialversicherungsanstalt Griechenlands)
SGB	Sozialgesetzbuch

1

1. Einleitung

" ... Aber auch diejenigen, welche durch Alter oder Invalidität erwerbsunfähig werden, haben der Gesamtheit gegenüber einen begründeten Anspruch auf ein höheres Maß an Fürsorge, als ihnen bisher hat zuteilwerden können. Für diese Fürsorge die rechten Mittel und Wege zu finden, ist eine schwierige, aber auch eine der höchsten Aufgaben jedes Gemeinwesens, welches auf den sittlichen Fundamenten des christlichen Volkslebens steht ..."(Kaiser Wilhelm I, 17.11.1881.)[1]

Es war nunmehr die Grundlage für die Absicherung des „Risikos" Alter und Invalidität geschaffen. Diese kaiserliche Botschaft vom 17.11.1881 war die Geburtsstunde der deutschen Sozialversicherung und damit auch der Beginn der gesetzlichen Rentenversicherung in Deutschland. Die deutsche Rentenversicherung hatte im Laufe des 19. und 20. Jahrhunderts zwei Weltkriege, Inflation und Weltwirtschaftskrise, die Währungsreformen 1948 und 2002, die Teilung und Wiedervereinigung Deutschlands sowie die Eingliederung von Flüchtlingen und Vertriebenen zu verkraften. Trotz aller Umstände, denen die gesetzliche Rentenversicherung ausgesetzt war, hat sie auch bis in die heutige Zeit eine fundamentale Bedeutung für die demokratische und sozialstaatliche Entwicklung Deutschlands inne.[2]
In der folgenden Hausarbeit wird die Ausgestaltung der DRV dargestellt und eine vergleichende Betrachtung mit der Ausgestaltung des Rentenversicherungsmodells im Euro-Krisenland Griechenland angestrebt. Es werden Defizite und Gemeinsamkeiten dargestellt. Außerdem findet diese Hausarbeit Bezug zu der Finanzierbarkeit eines europäischen Rentenversicherungssystems an Beispielen wie Deutschland und Griechenland.

2. Das Deutsche Rentenversicherungsmodell

Aufgabe der gesetzlichen Rentenversicherung in Deutschland ist, nach Maßgabe des SGB VI, die Erhaltung, Besserung und Wiederherstellung der Erwerbsfähigkeit der Versicherten, die Gewährung von Renten an Versicherte wegen Berufsunfähigkeit oder wegen Erwerbsunfähigkeit und von Altersruhegeld, aber auch die

---

[1] Retallack, James, Die kaiserliche Botschaft Kaiser Wilhelms I. zur Sozialpolitik, 2012, S. 3
[2] Vgl. o.V., http://www.ihr-rentenplan.de/html/geschichte_rente_1.html

2

Gewährung von Renten an Hinterbliebene verstorbener Versicherter und die Förderung von Maßnahmen zur Hebung der gesundheitlichen Verhältnisse in der versicherten Bevölkerung sicherzustellen.[3] Die besonderen biologisch-körperlichen
Veränderungen des Alterns mit häufig einhergehenden sozialen Veränderungen,
insbesondere in den Möglichkeiten einer aktiven sozialen Teilhabe, sowie dem
Verlust des Erwerbseinkommens bedürfen eines ausgeklügelten Rentenversicherungssystems und stellen hohe Erwartungen an die Rentenversicherungsträger.

Die Träger der GRV sind Körperschaften des öffentlichen Rechts mit Selbstver-
waltung, welche dem Bundesministerium für Arbeit und Soziales unterstehen. Mit
ihren Leistungen sorgt die GRV seit 1891 für soziale Sicherheit im Alter, bei
verminderter Erwerbsfähigkeit und bei der Absicherung der Hinterbliebenen im
Todesfall. Sie bezieht heute etwa 90 Prozent der Bevölkerung ein und zahlt rund
25 Millionen Renten. Ihr Finanzvolumen betrug im Jahre 2011 ca. 251,3 Mrd. Euro.[4]

2.1. Leistungsspektrum

Die gesetzliche Rentenversicherung umfasst nach den Vorgaben des SGB VI
zahlreiche Leistungsarten:[5]

Alle Renten aus der gesetzlichen Rentenversicherung werden nur auf Antrag gezahlt.[6] Grundsätzlich muss ein Versicherter eine Versicherungszeit von mindestens fünf Jahren vorweisen können, um einen Anspruch auf Renten aus der GRV
erworben zu haben. Die verschiedenen Altersrenten erfordern für die Rentenart
spezifische Bedingungen die erfüllt sein müssen. Danach berechnet sich auch die
Höhe der Rente. Eine Altersrente für besonders langjährig Versicherte erfordert
beispielsweise eine Versicherungszeit von mindestens 45 Jahren und ein Lebensalter von mindestens 65 Jahren. Außerdem muss man nach 1946 geboren sein und
spezielle Hinzuverdienstgrenzen einhalten. Nach diesem Muster erhalten die Altersrenten ihre Einschränkungen und Erfordernisse um in Anspruch genommen zu

---

[3] Luchterhand, Das Recht der Sozialversicherung, 1957
[4] Vgl. BMAS (Hrsg.), Bericht der Bundesregierung, 2011
[5] Vgl. Anhang
[6] Vgl. DRV (Hrsg.),
http://www.deutscherentenversicherung.de/sid_CAC860887257B97C0D1233E3C92A53EB.cae04
/SharedDocs/de/Navigation/Rente/Leistungen/Antragstellung_node.html

werden.[7] Es können verschiedene „Lebensabschnitte" als Versicherungszeiten angerechnet werden. Hierunter fallen die Beiträge aus einer versicherungspflichtigen Beschäftigung; Pflichtbeiträge, die während einer selbständigen Tätigkeit entrichtet wurden; Zeiten geringfügiger Beschäftigung mit Beitragsentrichtung durch den Arbeitnehmer; Monate aus Zuschlägen an Entgeltpunkten für Arbeitsentgelte aus geringfügiger versicherungsfreier Beschäftigung; Pflichtbeiträge für Zeiten der nicht berufsmäßigen Pflege eines Angehörigen; Zeiten der Kindererziehung bis zum 10. Lebensjahr des Kindes sowie Ersatzzeiten (z.b. Flucht, politische Haft DDR).[8] Im Recht der Hinterbliebenenversorgung der GRV existieren große und kleine Witwen- und Witwerrenten sowie Halb- und Vollwaisenrenten. Diese Renten sind abgeleitete Rentenansprüche, da diese aus den Beiträgen des Verstorbenen erwirtschaftet wurden. Sollten nach einer Scheidung Kinder verbleiben, die aufgezogen und versorgt werden, besteht außerdem Anspruch auf eine Erziehungsrente. Bei mehreren hinterbliebenen Lebenspartnern wird ein Rentensplitting nach Ehejahren durchgeführt, solange die früheren Lebenspartner nicht wiedergeheiratet oder eine neue Lebenspartnerschaft gegründet haben. Nach heutigem Recht ist es möglich, eine Witwen- und Witwerrente durch eine Ehe, eine eingetragene Lebenspartnerschaft (auch gleichgeschlechtlich!) zu bekommen, sofern eine mindestens 1-jährige Bestandskraft vorliegt. Diese Regelung findet keine Anwendung bei plötzlichem Unfalltot oder ähnlichen unvorhergesehenen Geschehnissen. Anspruch auf eine große Witwen- und Witwerrente (55% der Versichertenrente) hat ein/e Hinterbliebene/r, wenn das 45. Lebensjahr vollendet wurde, eine Erwerbsminderung vorliegt, ein eigenes Kind oder ein Kind des Verstorbenen erzogen wird, welches noch nicht 18 Jahre alt ist oder bis zum 27. Lebensjahr, wenn es sich in einer Schul- oder Berufsausbildung befindet, Wehrdienst leistet bzw. ein freiwilliges soziales Jahr ableistet. Das Gleiche gilt, wenn für ein behindertes eigenes Kind oder des behinderten Kindes des verstorbenen Ehepartners gesorgt wird, das sich unabhängig vom Alter, nicht selbst unterhalten kann. Sollte keine dieser Voraussetzungen vorliegen besteht lediglich Anspruch auf eine kleine Witwen-/Witwerrente (25 % der Versichertenrente) für den hinterbliebenen Lebenspartner. Anspruch auf eine Witwerrente ergibt sich nach heutigem Recht nur, wenn die Lebenspartnerin den bisherigen Lebensunterhalt überwiegend be-

[7] Vgl. DRV (Hrsg.), Die Renteninformation - mehr wissen, 2012
[8] Vgl. DRV (Hrsg.), Hinterbliebenrente: Hilfe in schweren Zeiten, 2011

stritten hat. Halbwaisen erhalten eine Rente von 10 % der Versichertenrente, Vollwaisen eine Rente von 20 %. Als Anspruchsberechtigte gelten leibliche oder adoptierte Kinder, Stiefkinder und Pflegekinder, die im Haushalt des Verstorbenen lebten, Enkel und Geschwister, die im Haushalt des Verstorbenen lebten oder von ihm überwiegend unterhalten wurden.

Wenn ein Versicherter aufgrund einer schweren oder chronischen Krankheit oder infolge eines Unfalls nicht mehr oder nur noch stundenweise arbeiten kann, zahlt die Rentenversicherung unter bestimmten Voraussetzungen eine Rente wegen Erwerbsminderung. Auf Antrag ist es möglich, eine Rente wegen teilweiser Erwerbsminderung oder eine Rente wegen vollständiger Erwerbsminderung zu erhalten. Kann der Versicherte nur noch weniger als 3 Stunden täglich arbeiten, besteht Anspruch auf eine volle Erwerbsminderungsrente. Sofern das tägliche Arbeitspensum bei 3-6 Stunden täglich liegt, wird eine Rente wegen teilweiser Erwerbsminderung ausgezahlt. Sollte der Betroffene länger als 6 Stunden täglich arbeiten können, gilt dieser nicht als erwerbsgemindert. Wie auch die gesetzlichen Unfallversicherung verfolgt die GRV das Prinzip der **„Reha vor Rente"** bei Versicherten, die der Gefährdung einer teilweisen oder vollständigen Invalidität unterliegen, um diese, sofern möglich, wieder in eine dauerhafte Erwerbsfähigkeit einzugliedern.[9] Daher wird die DRV vorerst prüfen, ob geeignete medizinische oder berufliche Rehabilitationsmaßnahmen eine Wiedereingliederung in das Berufsleben ermöglichen können. Wenn dies nicht möglich ist, wird beurteilt, in welchem zeitlichen Umfang noch Tätigkeiten auf dem allgemeinen Arbeitsmarkt möglich sind. Für die Erwerbsminderungsrenten gelten, wie auch für die Altersrenten und sonstige Leistungen aus der GRV, versicherungsrechtliche Voraussetzungen, wie beispielsweise eine allgemeine Wartezeit von fünf Jahren. Ausnahmen bezüglich der Mindestversicherungszeit von fünf Jahren bei Erwerbsminderung gibt es bei Berufsanfängern in und nach einer Ausbildung. Im gesamten Leistungsspektrum der GRV gibt es Hinzuverdienstgrenzen, die beachtet werden müssen. Durch eine ständige Reform der Rentenversicherung entstehen häufig neue Voraussetzungen und Ansprüche. Durch den Vertrauensschutz werden diese teilweise erst für jüngere Geburtenjahrgänge gültig.[10]

---

[9] Vgl. DRV (Hrsg.), Reha und Rente für schwerbehinderte Menschen, 2011 S.16
[10] Vgl. DRV (Hrsg.), Erwerbsminderungsrente: Das Netz für alle Fälle, 2012

2.2. Kreis der versicherten Personen

Die gesetzliche Rentenversicherung schützt durch die Versicherungspflicht nicht nur abhängig beschäftigte Erwerbspersonen, sondern auch bestimmte Selbstständige (z.b. gewerbetreibende Handwerker, selbstständige Lehrer und Erzieher). Ebenso genießen Kindererziehende, Pflegepersonen und Bezieher von bestimmten Sozialleistungen (z.b. Kranken- oder Arbeitslosengeld) Versicherungsschutz. Wer nicht versicherungspflichtig ist, kann sich ab vollendetem 16. Lebensjahr freiwillig versichern. Keine Versicherungspflicht besteht für Arbeitnehmer mit einer ausschließlich geringfügigen Beschäftigung (bis zu € 400 monatlich) oder einer kurzfristigen Beschäftigung (bis zu 2 Monaten oder 50 Arbeitstagen im Jahr) (§ 1-7 SGB VI).[11] Des Weiteren sind Beamte, selbstständige Landwirte oder Freiberufler nicht in die gesetzliche Rentenversicherung einbezogen. Für diese besonderen Berufsgruppen gibt es eigene Sicherungssysteme wie die Alterssicherung der Landwirte (AdL) oder die Beamtenfürsorge.

2.3. Finanzierung

Die gesetzliche Rentenversicherung finanziert sich vor allem aus Beiträgen, die bei abhängig Beschäftigten vom Versicherten und vom Arbeitgeber jeweils zur Hälfte getragen werden. Der Bund beteiligt sich zur Finanzierung nicht beitragsgedeckter Leistungen und aufgrund seiner Verantwortung für die Alterssicherung mit einem Bundeszuschuss. Der aktuelle Beitragssatz zur GRV liegt bei 19,6 %. Demnach trägt der Versicherte einen monatlichen Kostenanteil von 9,8 %. Freiwillig Versicherte und versicherungspflichtige Selbstständige tragen den vollen Beitrag von 19,6 % allein. Die Renten berechnen sich nach „Entgeltpunkten", welche Versicherte im Laufe ihres Erwerbslebens sammeln. Die Entgeltpunkte werden errechnet, indem man die versicherten Arbeitsentgelte für jedes Kalenderjahr durch das Durchschnittseinkommen aller Versicherten für den gleichen Zeitraum teilt. Möchten Versicherte bereits vor dem Renteneintrittsalter von 65/67 Jahren in Rente gehen, werden diese Entgeltpunkte verringert, um eine Rentenleistung entsprechend ihrer eingezahlten Beiträge zu erhalten.[12] Seit 2005 werden die Renten aus der gesetzlichen Rentenversicherung schrittweise in nachgelagerte Besteuerung überführt.

---

[11] Vgl. Europäische Kommission (Hrsg.):
http://ec.europa.eu/employment_social/missoc/db/public/compareTables.do?lang=de
[12] Vgl. Ebd.

2.4. Die GRV als weltweites Vorbild / Kritik an der GRV

Seit dem Bestehen der Bundesrepublik Deutschland ist die deutsche Sozialversicherung und mit ihr die RV ein wesentlicher Garant für individuelle Freiheit, soziale Gerechtigkeit und solidarisches Miteinander.[13] Die GRV hat sich als außerordentlich belastbar und flexibel erwiesen, wenn es darum ging, auf soziale, wirtschaftliche und gesellschaftliche Veränderungen angemessene Antworten zu finden. Während die Lebenserwartung der Menschen in Deutschland steigt, bleiben die Geburtenraten anhaltend niedrig.[14] Dadurch stehen künftig mehr Rentenbezieher weniger Beitragszahlern gegenüber. Damit die gesetzliche Rente finanzierbar bleibt, wird das Rentenniveau sinken müssen. Zusätzlich selbst für das Alter vorzusorgen, ist daher mehr denn je gefragt und wichtig. Dem sinkenden Rentenniveau soll durch eine stärkere Förderung der privaten und betrieblichen Altersvorsorge entgegengewirkt werden. In Form der staatlich unterstützen Riester-Rente geht Deutschland das größte Problem einer umlagefinanzierten Rentenversicherung an. Die direkte Umlagefinanzierung setzt eine starke Abhängigkeit der Generationen untereinander als Voraussetzung, um sinnvoll und effektiv zu funktionieren. In der Vergangenheit konnte dieses Modell in Deutschland sehr gut funktionieren, da die bisherige Altersstruktur eine sehr komfortable war. Ein großer Anteil an Erwerbstätigen musste verhältnismäßig wenige Rentner und Kinder versorgen.[15] Durch die Schaffung einer zweiten Säule, die kapitalgedeckte Riester-Rente, kann nun die erwerbstätige Generation eine zusätzliche, von demografischen Faktoren unabhängige Zusatzrente, profitabel abschließen. Außerdem gibt der Staat die Möglichkeit eine steuerlich vorteilhafte „Rürup-Rente", für vorrangig Selbstständige mit einer hohen Steuerbelastung in Anspruch zu nehmen. Die Rürup-Rente gleicht leistungstechnisch der GRV, ist aber ebenfalls durch ein Kapitaldeckungsverfahren gekennzeichnet.[16] Das Risiko der schwer vorhersehbaren Finanzmarktfluktuationen bleibt für das Kapitaldeckungsverfahren bestehen, stellt aber in Kombination mit der GRV eine gute Mischung dar. Diese „Kombination" von Kapitaldeckungs- und Umlageverfahren macht das deutsche Rentenversicherungssystem durchaus zukunftsweisend und innovativ. Die demografische Ent-

---

[13] Vgl. o.V.: http://www.ihr-rentenplan.de/html/geschichte_rente_1.html
[14] Vgl. Statistisches Bundesamt (Hrsg.), Bevölkerung Deutschlands bis 2060, S. 12-14
[15] Vgl. Deutsches Institut für Altersvorsorge (Hrsg.), Mehr Rentner und immer längere Rentenbezugszeiten, S.1
[16] Vgl. DRV (Hrsg.), Selbstständig - wie die Rentenversicherung Sie schützt, 2011

wicklung Deutschlands macht der GRV schwer zu schaffen und erfordert einige tiefgreifende Reformen. Die Rentenreform einhergehend mit dem RV-Altersgrenzenanpassungsgesetz vom 20. April 2007 wird die Regelaltersgrenze von 2012 an, beginnend mit dem Jahrgang 1947, bis 2029 schrittweise auf 67 Jahre anheben.[17] Dies war notwendig, um das Rentenniveau stabil zu halten und gleichzeitig den Rentenversicherungsbeitrag unter 20 % zu halten. Das Rentenniveau liegt derzeit bei ca. 70 % des durchschnittlichen Nettoeinkommens. Dies ist ein moderater Wert, da andere Länder Werte von 80 % oder mehr erreichen. Abzusehen ist, dass das Rentenniveau in Deutschland aufgrund der demografischen Entwicklung weiter sinken wird.[18]

3. Die Alterssicherung im europäischen Vergleich

FOCUS ONLINE:

Trotz des am Sonntag verordneten Sparprogramms werden Griechenlands Rentner besser da stehen als deutsche. Während das Rentenniveau hierzulande zwischen 50 und 60 Prozent liegt, freuen sich griechische Alterskollegen auf weit mehr: 80 Prozent können alle Hellenen erreichen, wenn sie 40 Jahre lang eingezahlt haben.[19]

Diese Schlagzeile der Focus-Onlineausgabe stellt die griechischen Rentner als weitaus privilegierter dar, als es unser Rentenversicherungsmodell für Deutschland hergibt. Doch wie viel Wahrheit steckt in diesem Artikel? Möglicherweise neigt die Presse zur Übertreibung um Verkaufszahlen zu erhöhen und somit einen Sensationsjournalismus betreibt.

3.1. Rentenversicherung in Griechenland

Im Folgenden wird die griechische Rentenversicherung untersucht und es werden Gemeinsamkeiten und Unterschiede im Vergleich zur deutschen GRV deutlich. Für jeden Versicherungsträger in Griechenland gelten andere Rechtsvorschriften, sie alle unterliegen jedoch der Aufsicht und Kontrolle des Ministeriums für Arbeit

---

[17] Vgl. Europäische Kommission (Hrsg.)
http://ec.europa.eu/employment_social/missoc/db/public/compareTables.do?lang=de
[18] Vgl. DRV (Hrsg.), Die Renteninformation - mehr wissen, 2012, S.15
[19] Vgl. Focus (Hrsg.): http://www.focus.de/finanzen/news/staatsverschuldung/tid-18110/staatsverschuldung-privilegierte-griechische-rentner_aid_504541.html

und Sozialversicherung. Demnach unterscheiden sich je nach Versicherungsträger die Leistungen der sozialen Sicherheit, die Voraussetzungen für ihre Gewährung und die zu erbringenden Nachweise.[20] Es werden nur die Rentenvoraussetzungen der Versicherten ab dem 01. Januar 1993 (griechische Rentenreform) untersucht, da für Versicherte vor diesem Zeitraum andere Vorschriften gelten. Der bedeutendste Sozialversicherungsträger in Griechenland ist die **„Sozialversicherungs-anstalt – Einheitliche Versicherungskasse der Arbeitnehmer"**, allgemein als **IKA-ETAM** bekannt, bei der die meisten Personen versichert sind.[21] Die Aufgaben der IKA umfassen neben der Alterssicherung auch die Absicherung der Risiken „Krankheit" und „Berufsrisiko".[22] Die griechische Rentenversicherung versichert alle Arbeitnehmer, die in Griechenland, bzw. bei einem in Griechenland ansässigen Arbeitgeber in einem abhängigen Beschäftigungsverhältnis stehen. Außerdem gibt es Personengruppen, wie z.B. private Krankenschwestern, die durch besondere Vorschriften versicherungspflichtig sind. In der griechischen Rentenversicherung besteht Versicherungspflicht, wobei der Arbeitnehmer in seinem eigenen Interesse zu prüfen hat, ob durch dessen Arbeitgeber eine ordnungsgemäße Anmeldung zur Sozialversicherung durchgeführt wurde. Für jeden griechischen Staatsbürger, sowie Personen griechischer Abstammung ist es möglich, sich freiwillig zu versichern, wobei dann selbstverständlich der Arbeitergeberanteil mitgetragen werden muss. Der griechische Staat erkennt Militärdienstzeiten oder Zeiten im öffentlichen Dienst als Versicherungszeiten an und trägt somit die Kosten für die nicht entrichteten Beiträge in diesen Zeiträumen. Das griechische Rentensystem ist ein überwiegend beitragsfinanziertes System, dass durch Arbeitnehmer und Arbeitgeber getragen wird. Der Anteil des Arbeitgebers beträgt 13,33 % des Bruttolohns, der des Arbeitnehmers 6,67 %. Somit beträgt der Beitragssatz zur griechischen Rentenversicherung 20 % (Deutschland: 19,6 %). Das griechische Rentensystem zahlt Hinterbliebenenrenten an Ehegatten; Kinder, soweit diese ledig sind, nicht arbeiten, keine Rente beziehen und das 18. Lebensjahr nicht vollendet haben oder das 24. Lebensjahr, soweit sie in Fach-/Hochschulen studieren, oder Vollwaisen sind, oder wenn der verstorbene Elternteil unterhaltspflichtig

---

[20] Vgl. DRV (Hrsg.): http://www.deutsche-im-ausland.org/sozialversicherung-im-ausland/laender-mit-sozialversicherung/griechenland/land/europa/griechenland.html#c1076
[21] Vgl. Europäische Kommission (Hrsg.)
http://ec.europa.eu/employment_social/empl_portal/SSRinEU/Your%20social%20security%20rights%20in%20Greece_de.pdf (S.6)

war; behinderte und erwerbsunfähige Kinder, deren Unfähigkeit vor dem 18. Lebensalter eingetreten ist; Enkelkinder und Stiefkinder, deren Eltern verstorben sind, soweit der Verstorbene unterhaltspflichtig war und Eltern, soweit der Verstorbene für ihren Unterhalt gesorgt hat.[23] Invaliditätsrenten werden gezahlt, wenn der Versicherte durch die Gesundheitsausschüsse der IKA als mindestens 50% invalide eingestuft worden ist und die erforderlichen Versicherungszeiten bei der IKA nachgewiesen werden können. Die Versicherungszeiten betragen 4.500 Versicherungstage bei einem Alter von 65 Jahren oder 1.500 Versicherungstage, davon 600 in den 5 Jahren, die dem Jahr des Eintritts der Invalidität unmittelbar vorangegangen sind oder 300 Versicherungstage, wenn Sie unter 21 Jahre alt sind. Außerdem ergeben sich weitere Zusatzleistungen für verschiedene Arten der Behinderungen (Blindheit, Paraplegie, etc.), die durch die Invaliditätsversicherung der griechischen Rentenversicherung durch entsprechende Beitragszeiten abgedeckt werden können. Andernfalls ergibt sich die Zuständigkeit der Sozialhilfe. Die Höhe der Invaliditätsrente berechnet sich unter anderem durch den Grad der Invalidität. Der griechische Gesundheitsdienst überprüft eine Besserung oder Verschlechterung des gesundheitlichen Zustands in regelmäßigen Zeiträumen von 3 Jahren. Für den Bezug einer Altersrente muss das hierfür festgesetzte Alter von 65 Jahren erreicht und eine bestimmte Anzahl von Arbeitstagen geleistet werden. Wurden mindestens 11.100 Arbeitstage geleistet, besteht ebenso das Recht auf eine Rente unabhängig vom Alter des Versicherten. Der Bezug einer vorzeitigen Rente ist möglich, diese wird aber um den vorgezogenen Zeitfaktor gekürzt. Für die Begründung des Anspruchs auf Altersrente können bis zu 200 Tage, an denen Krankengeld bezogen wurde und bis zu 200 Tage, an denen Arbeitslosengeld bezogen wurde, berücksichtigt werden, sofern diese Leistungen in den letzten zehn Jahren vor Antragstellung bezogen wurden. Die Höhe der Alters- oder Invaliditätsrente, die gewährt wird, richtet sich nach der Versicherungszeit, dem für die Rente anrechenbaren Entgelt und den fünf, in Bezug auf das Entgelt, besten Jahren die in den letzten zehn Jahren vor Antragstellung verzeichnet wurden. Der aktuelle Mindestbetrag der Rente liegt bei 495,74 € im Monat, maximal werden 2.773,40 € im Monat gezahlt.[24]

---

[23] Vgl. IKA (Hrsg.), http://www.ika.gr/de/home.cfm, 2012
[24] Vgl. Europäische Kommission (Hrsg.), Ihre Rechte der sozialen Sicherheit in Griechenland, 2011

Angesichts der aktuellen Verhältnisse ist die finanzielle Lage aller griechischen Sozialversicherungsträger von desolat bis katastrophal einzustufen. Indizierend sei angeführt, dass in Griechenland das summarische statistische Verhältnis von Beitragszahlern zu Rentnern bei ca. 1,7:1 (Deutschland: 1,67:1)[25] liegt und sich das Defizit der I.K.A. allein nur für die medikamentöse Versorgung der Versicherten bis Ende 2006 auf rund eine Milliarde Euro belaufen wird. Kritiker bezeichnen die IKA aufgrund dessen miserabler Finanzlage als „schwarzes Loch". Unter Kritik geriet die IKA im Jahre 2011 unter anderem durch die Rentenzahlungen an Tote, welche durch eine unrealistisch große Rentenempfängeranzahl der über 100-jährigen aufgedeckt wurde. Damit hätte Griechenland die weltweit höchste Quote an über 100-jährigen aufgewiesen. Im vergangen Jahrzehnt wurden so bis zu 8 Mrd. Euro zu Unrecht überwiesen. [26]/[27]

3.2. Vergleich der Rentenversicherungsmodelle

Die gesetzlichen Rentenversicherungsmodelle in Griechenland und Deutschland weisen viele charakteristische Gemeinsamkeiten auf. So sind beide Systeme 3-Parteien finanziert (Staat, Arbeitnehmer, Arbeitgeber) und beruhen auf dem Prinzip der Versicherungspflicht. In Griechenland sowie in Deutschland sind Selbstständige zum Großteil von der Versicherungspflicht ausgenommen. In Griechenland bestehen ebenfalls Absicherungssysteme für Hinterbliebene, Invalide und Alte. Der Beitragssatz ist ähnlich hoch wie in Deutschland, wobei dieser in Griechenland zu 2/3 vom Arbeitgeber getragen wird. Die griechische Rentenversicherung weißt häufig wesentlich höhere Mindestversicherungszeiten auf als die deutsche. Eine Trennung in „Sozialversicherungszweige" erfolgt in Griechenland nicht. Die IKA ist gleichzeitig Pflegekasse, Krankenkasse, Unfallkasse/Berufsgenossenschaft und Rentenversicherung. Lediglich die Arbeitslosenversicherung wird gesondert behandelt. Die marode Finanzsituation des griechischen Rentenversicherungsträgers erlaubt es nun nicht mehr einen derartigen Leistungs-

---

[25] Deutsches Institut für Altersvorsorge (Hrsg.) http://www.dia-vorsorge.de/downloads/df050310.pdf
[26] Vgl. Spiegel (Hrsg.) http://www.spiegel.de/wirtschaft/soziales/sozialbetrug-griechenland-stoppt-zahlungen-an-63-500-phantom-rentner-a-812958.html
[27] Hermann, R: http://www.faz.net/aktuell/wirtschaft/griechenland-acht-milliarden-euro-fuer-tote-rentner-11513042.html

umfang anzubieten, sodass schon jetzt starke Leistungskürzungen erfolgen. Vier Rentenkürzungen mussten die Griechen seit Ausbruch der Krise bisher hinnehmen. Das Rentensystem steckt jedoch nach wie vor voller Ungereimtheiten. So unterliefen der Regierung, bei der Reform der Frührenten, entscheidende Fehler. Bis diese korrigiert werden gelten auch Sadomasochisten, Pyromanen, Päderasten, Kleptomanen und Spielsüchtige als Behinderte. Das beschert ihnen verbilligte Stromrechnungen, freie Busfahrten und gelegentlich sogar volle Erwerbsunfähigkeitsrenten.[28] Zukunftsweisende Rentenreformen sind in Deutschland viel weiter fortgeschritten als in Griechenland, Konzepte gegen den demografischen Wandel sind durch die Bundesregierung bereits durch die Agenda 2010 und die Heraufsetzung des Rentenalter von 65 auf 67 Jahre auf den Weg gebracht worden. Das Ziel beider Nationen sollte außerdem sein, die ältere Bevölkerung zurück in die Arbeit zu bringen, um deren enormes Wissen und deren umfassende Erfahrung nutzen zu können und Ihnen das Recht zu geben ein nützlicher, unverzichtbarer Teil der Gesellschaft zu sein.[29] Das duale Prinzip von privater, staatlich unterstützter Zusatzvorsorge (Riester-Rente) und des gesetzlichen Grundgerüsts der Rentenversicherung zeigt deutsche Weitsicht und bietet durchaus gute Aspekte, die in einem griechischen Rentensystem eine größere Bedeutung spielen konnten und Vorausblick der Hellenen unter Beweis stellen würde.

4. Ausblick in die Zukunft der gesellschaftlichen Altersvorsorge mit Hinblick auf die EU-Staatsschuldenskrise

4.1. Verantwortung der Generationen contra Privatisierung der GRV

Sollte die Altersvorsorge in der heutigen, von der gesellschaftlichen Familienversorgung unabhängigen, Zeit eine Bringschuld jedes einzelnen Menschen sein? Ist eine gesetzliche Rentenversicherung notwendig um die Menschen abzusichern oder sollte sich nicht jeder in Deutschland lebende Mensch in seinem Erwerbsleben auf die Zeit danach vorbereiten können? Aufgrund der massiven demografischen Probleme stellt sich dich Frage ob die heutige erwerbstätige Generation den Generationenvertrag nicht bereits gekündigt hat. Da durch diese Generation eine zu geringe Anzahl an Kindern in die Welt gesetzt wurde, die später deren Rente

---

[28]Focus (Hrsg.): http://www.focus.de/politik/deutschland/politik-griechenland-ist-kaum-noch-zu-helfen_aid_702697.html

finanzieren könnten. Die Menschen in Deutschland tragen die Verantwortung für die demografischen Entwicklungen und die massiven Kosten durch steigende Rentenversicherungsbeiträge und einschneidenden Reformen. Fakt ist, eine Rente muss finanzierbar bleiben. Die Lösung für die Probleme in der GRV liegt nicht in der massiven Steigerung der Beiträge sondern in der längeren Lebenszeit und der verbesserten medizinischen Versorgung der Menschen im Alter.[30] Eine längere Lebenszeit sollte gleichzeitig eine verlängerte Arbeitszeit bedeuten, da es sich eine Gesellschaft nicht leisten kann, die ältere Generation in Frührente zu schicken und deren Leben ab diesem Zeitpunkt durch die Rentenversicherung zu finanzieren. Der Generationenvertrag besagt, dass die junge Generation die Renten der älteren Generation durch ihre Beiträge zur Rentenversicherung finanziert. Eine gesetzliche Rentenversicherung erhält schon alleine durch ihren sozialen Charakter seine Existenzberechtigung, um Invalide, sozial Schwache oder Frauen eine angemessene, lebenswerte Rente zu finanzieren. Diese würden in einer privaten Rentenversicherung erheblichen Problemen gegenüberstehen. Die Mischung von staatlichem Grundgerüst und einer privaten Zusatzvorsorge, wie wir sie in Deutschland kennen, stellt einen sehr guten Kompromiss dar und kann die Lösung zum Problem des sinkenden Rentenniveaus und eine wirkungsvolle Antwort zum demografischen Wandel sein.

4.2. Idee einer europäischen Rentenversicherung

Die Finanzkrise im Euro-Raum zeigt die Abhängigkeit der Mitgliedstaaten untereinander. Durch eine gemeinsame Währung bestehen wirtschaftliche Verflechtungen, die die Einheit Europas vorantreiben. Am Beispiel der Finanzhilfen für Griechenland, Portugal, Irland und Spanien wird deutlich, dass eine einheitliche und effektive Steuerung durch die Europäische Union durchaus positive Aspekte haben könnte. Zu den größten Finanzsystemen eines Sozialstaates gehört unter anderem die Rentenversicherung, die den Bürgern Sicherheit für das Alter geben soll. Die Vorteile einer gemeinsamen europäischen Rentenversicherung könnten enorm sein. Gesellschaftliche Schwankungen wie durch den demografischen Wandel hervorgerufen oder finanzielle Fluktuationen können durch die Gemeinschaft vieler Staaten leichter ausgeglichen werden. Es würde die Einheit Europas in der

---

[29] Vgl. Bäcker, G./Kistler, E./Stapf-Finé, Rente mit 67, 2010, S. 5-43
[30] Vgl. Brussig, D. M., Rente mit 67: Nicht für alle zu erreichen, , 2011, S.1-17

Welt vorantreiben und einheitliche Versicherungsbedingungen für jeden EU-Bürger garantieren. Dies würde langfristige Sicherheit im Alter für Europa bedeuten. Große Beamtenapparate in den Ländern könnten verkleinert werden, dies würde Verwaltungskosten sparen. Einheitliche und wirksame Präventionsstrategien (Fit im Alter o.ä.) können zentral gesteuert werden und EU-weit effektiv beworben werden. Die örtliche Flexibilität im Euro-Raum könnte durch eine einheitliche RV gewährleistet werden und zur Überwindung von Landesgrenzen innerhalb Europas beitragen. Es würde keinen Unterschied machen, ob man in Frankreich oder Polen Beitragszeiten sammelt und in Spanien seinen Lebensabend verbringt und somit dort seine Rente bezieht. In Zeiten, in denen die Bürger die europäische Idee anzweifeln und dessen Zusammenhalt durch Pleitestaaten wie Griechenland in Frage stellen, würde eine gemeinsame, umlagefinanzierte Rentenversicherung als Projekt der wirtschaftlichen Zusammenarbeit unter den EU-Mitgliedstaaten, möglicherweise neue Perspektiven aufzeigen. [31]

5. Ausblick

Niemand weiß wie Europa in 20, 40 oder 60 Jahren aussieht, daher ist ein Blick in die Zukunft der gesetzlichen Rentenversicherung stets ein Spiel mit Statistiken und Vorhersagen. Das deutsche Rentenversicherungssystem gilt aufgrund seiner Stabilität in der Vergangenheit und zahlreicher Reformen als beständig und relativ zukunftssicher. Das griechische Rentenversicherungssystem ist dem Grunde nach ähnlich aufgebaut wie das deutsche, jedoch bestehen zahlreiche Ungereimtheiten, welche durch die Troika der EU oder durch den griechischen Sozialversicherungsträger aufgedeckt wurden. Die Griechen haben es außerdem versäumt, sich auf demografische Veränderungen und das verlängerte Lebensalter durch neue medizinische Erkenntnisse einzustellen. Abschließend lässt sich für die Zukunft der europäischen Altersvorsorge sagen:

Sicher ist bei der Rente nur die Reform.

---

[31] Minas, Sozialpolitik im europäischen Vergleich, 2010, S. 9-10